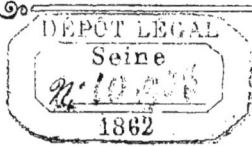

DE

L'INFECTION SYPHILITIQUE

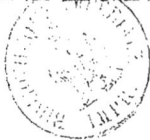

DANS LA

VILLE DE TONNEINS

ET

DES MOYENS D'Y REMÉDIER

Par M. le Docteur **MARTIN** (de Tonneins)

PARIS.

IMPRIMERIE DE MOQUET,

Rue des Fossés-Saint-Jacques, 11.

—

1863

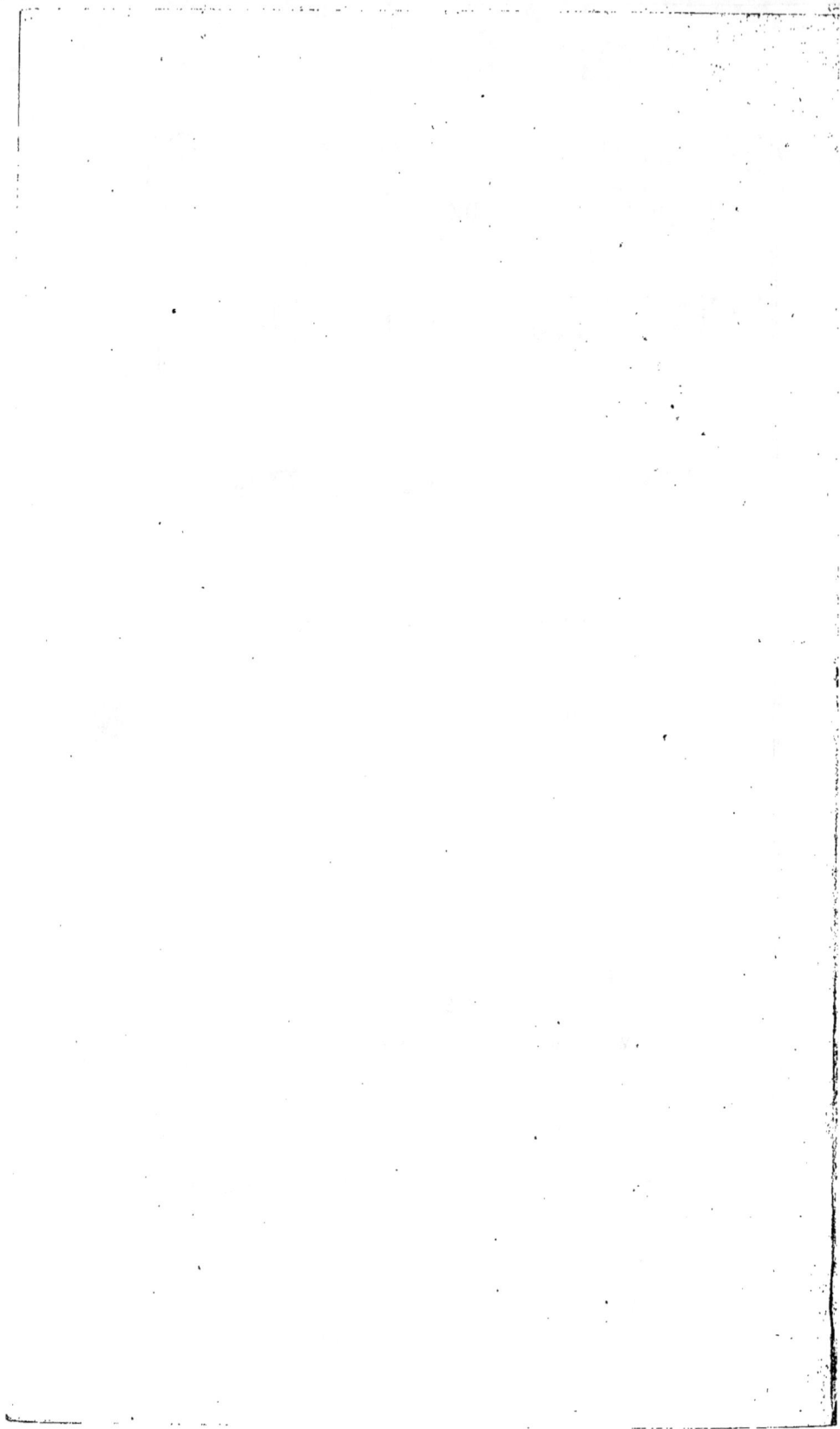

DE

L'INFECTION SYPHILITIQUE

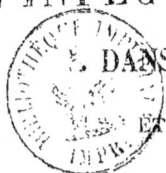

DANS LA VILLE DE TONNEINS

ET DES MOYENS D'Y REMÉDIER

Par M. le docteur MARTIN (de Tonneins).

--------◄◄◙►►--------

« Si je savais quelque chose qui me fût utile et qui fût pré-
« judiciable à ma famille, je le rejetterais de mon esprit ; si je
« savais quelque chose qui fût utile à ma famille, et qui ne le fût
« pas à ma patrie, je chercherais à l'oublier ; si je savais quelque
« chose utile à ma patrie qui fût préjudiciable au genre humain,
« je le regarderais comme un crime. » (Montesquieu, *OEuvres
complètes*, tome V, p. 219. Paris, 1820.)

L'application de ces belles pensées de Montesquieu devrait
exister dans la conduite privée comme dans les rapports que sou-
tient tout bon citoyen. Mais, si nous sommes perfectibles, nous
n'en sommes pas arrivés encore malheureusement à la perfection,
même relative. Cependant, de même que dans l'élévation de cette
gigantesque pyramide du Mexique, personne ne peut s'en attribuer
le mérite, puisque chaque homme y a porté sa pierre, de même
tout citoyen, dans la sphère où il est placé particulièrement, a le
droit et le devoir de contribuer pour sa propre part à construire
l'édifice de l'humanité dont l'évolution fait sa grandeur et sa gloire.
Le philosophe l'étudie, le savant l'éclaire, le magistrat le défend,
ou l'accuse, le littérateur et le poëte lui font admirer les beaux
côtés de l'art et de la nature ; en un mot tout ce que l'intelligence

possède de plus élevé et dans son essence et dans ses applications
pratiques rencontre ses représentants dans le monde phénoménal
aussi bien que dans celui des idées.

C'est précisément parce que je suis imbu de ces principes corro-
borés par chaque jour d'observation, que je veux maintenant
aborder une question d'utilité et d'hygiène publiques. C'est parce
que je tiens à mon pays et à ma ville natale que je veux leur ren-
dre un service qui aurait dû leur être rendu dès longtemps. C'est
parce que étant à même de voir incessamment ce qui se passe
sous mes yeux, moi aussi j'ai pensé qu'il était de mon devoir
de parler. Du reste, si l'initiative m'en appartient, je dois à la
vérité de dire que j'ai été absolument approuvé dans mes idées et
dans le but que je me propose d'atteindre, par des hommes sérieux
et surtout par d'éminents confrères dont le concours ne m'a jamais
manqué (1). Au surplus je regarde cet écrit comme une tâche de ma
vie dans un monde où tout être humain a la sienne, et si ce que je
vais dire pouvait jamais choquer quelqu'un, je répondrai que je
préfère mon pays à ma personne, car je pense avec Rousseau
« qu'en acquérant ma propre estime, j'apprends à me passer de
celle des autres. »

M. le professeur Trousseau disait, il y a quelque temps, en
pleine tribune académique... : « Messieurs, nous sommes tous épi-
leptiques. » Un de mes confrères auquel je communiquais mes
idées sur le sujet que je traite, me disait : « Toute la France est
syphilisée. » Je crois, pour mon compte, qu'il y a exagération de
part et d'autre et que la généralisation qui groupe, somme toute,
les faits dans le vrai, ne doit pas ici être invoquée.

Mais ne parlons que de la syphilis. Depuis que cette malen-

(1) Je citerai notamment MM. Dubourg (de Marmande) et Peyrot (de la Ferté-
Saint-Aubin), hommes dont le savoir égale l'indépendance et la noblesse du caractère.

contreuse maladie, qui, en définitive nous vient je sais d'où historiquement, depuis qu'on en parle poétiquement et scientifiquement par Fracastor, Astruc et Hunter jusqu'à M. Ricord inclusivement, y compris même M. Barthélemy, a envahi toutes les classes de la société, il est incontestable qu'elle a fait des progrès effrayants au sein des populations, et tout cela cependant avec les traitements les mieux entendus. Lorsque M Guépin (de Nantes) publia dans le temps son ouvrage intitulé : « *De la suppression de la syphilis; Pétition à la Chambre des Députés* » il ne fut pas goûté comme il méritait de l'être, précisément parcequ'on ne supposait pas qu'on pûtmettre en usage les moyens qu'il proposait pour éteindre ce fléau.

Je dirai plus bas ce que je pense de la prostitution privée, à l'occasion de l'ouvrage de M. le professeur Jeannel, de Bordeaux, sur cette grave question d'hygiène.

Entrons directement dans le cœur de la question, comme on dit vulgairement.

La ville de Tonneins dont la population est d'environ 8,000 âmes, manufacturière et commerçante, est située dans de bonnes conditions climatériques, atmosphériques et autres. Il y a 15 ou 20 ans, la surface du terrain occupée était de beaucoup moins grande qu'aujourd'hui. La densité de la population est relativement la même, du moment que le nombre des habitants ayant grossi, la ville s'est étendue en longueur et surtout en largeur, ce qui la place en principe dans un état hygiénique convenable.

Pourquoi cette augmentation de population ? — Il est d'observation qu'en France et même ailleurs, les grandes villes, (comme du reste celles d'importance moindre,) par exemple Paris, Strasbourg, Lyon, Marseille, Bordeaux, Elbœuf, Sédan, etc., ont vu se ranger dans leurs rues une multitude de personnes étrangères. C'est l'immigration d'une petite ville vers une plus grande, et de celle-ci vers une autre plus importante. Or, comme à la longue, il faut que ces populations soient renouvelées, comme il faut que l'air vicié soit remplacé par de l'air neuf, en recherchant la source de la provenance, on est bien forcé d'admettre sans réplique que tous les frais sont faits par les campagnes. C'est pour cela que nous voyons, depuis quelque temps, dans les rues, des visages inconnus, et notamment parmi les femmes. Et je ne parle pas seulement de la ville de Tonneins. Il est parfaitement prouvé de par la statistique que cette invasion est générale. Je suis convaincu parfaitement que si la ville de Paris n'était pas rajeunie à tous égards par des éléments constamment nouveaux, elle n'offrirait dans quatre générations que des gens dignes d'occuper certaines vallées des Alpes ou du Piémont, alors même que l'eau et l'air ne se mettraient pas de la partie. – Mais, (ce mot *mais* revient très souvent à la bouche des logiciens,) pourquoi ce resserrement, ce rapprochement des populations rurales vers un milieu centralisé? Pourquoi ai-je vu en Alsace, il y a quelques années, des provinces entières qui témoignaient par l'émigration en Amérique, de je ne sais quel malaise physique et moral qui se traduisait par les preuves évidentes d'un espoir lointain ou par l'amertume des regrets? Ah! je ne veux pas faire ici de l'économie politique ni sociale; ce n'est pas le moment ni le lieu, mais je dirai en deux mots pourquoi, sans m'éloigner de mon sujet.

Une des causes qui doit être la première invoquée est celle-ci : depuis quelque temps on est gêné partout où l'on se trouve. Il semble qu'on n'est bien que là où l'on n'est pas. Chez l'homme qui s'expatrie, chez l'homme même qui, dans son pays, quitte son modeste foyer pour une position qui lui semble meilleure, il est facile de remarquer qu'en ces temps modernes la recherche des intérêts matériels prédomine d'une façon incontestable. Si l'espérance est trompée, ce qui arrive souvent, soit par inintelligence, soit par imprévoyance, il ne reste quelquefois que l'arme désespérée du suicide pour se venger d'une société mal comprise et qui n'a pas tenu ce qu'elle paraissait promettre.

Mais le sort de la femme est encore pire. Par position, elle n'a pas le courage et l'élan qui fait tout braver. Je sais bien qu'il existe des exceptions honorables; mais peut-on nier que le besoin social lié à un instinct d'être depuis quelques années l'esclave soumise d'un luxe vraiment effréné à tous égards; parce qu'on sort d'un milieu *moins*, pour entrer dans un milieu *plus*, comme on dit en physique, ne soit pas la cause à la fois déterminante et occasionnelle des choses inouies qui se passent sous nos yeux ? Je ne peux ni ne dois entrer dans les détails; mais je connais bien des ouvrières qui ont vendu leur pain quelquefois acquis au prix de leur santé, pour acheter une robe, et qui le lende-main ont malheureusement été obligées de vendre cette même robe pour acheter du pain parfois bien dur..... Et encore si la déception, en disparaissant, laissait entrevoir un pan de ciel dans cet abîme.... Que reste-t-il souvent ? ou la rivière, le charbon et l'hôpital tant redouté, ou bien la prostitution. Il n'existe pas d'autre alternative possible. — Je me rappelerai toujours ces paroles de Térence, dans l'*Andrienne* : « On m'a dit que c'est sur cette place qu'habitait Chrysis qui a préféré s'enrichir au prix de son honneur plutôt que de vivre honnête et pauvre dans son pays. »

Ainsi, d'un côté, l'espérance d'un travail quelconque plus lu-cratif ayant déterminé beaucoup de familles à abandonner leurs localités pour habiter la nôtre; et de l'autre, cette triste réalité qui fait songer à ces temps de décadence de l'empire romain, où l'on poussa jusqu'aux dernières limites du possible le goût de la luxure et de l'élégance.

Plusieurs de ces familles sont honorables, mais beaucoup ne le sont pas, à coup sûr; et ensuite qui vous garantit, je ne parle pas de leurs mœurs problématiques, mais de la pureté de leur santé ? Qui vous dira aussi bien que moi les affections constitu-tionnelles dont elles sont atteintes : syphilis, cancer, scrofule, phthisie pulmonaire, maladies cutanées de toutes les espèces, rachitisme, etc.; or, pensez-vous que cette importation, issue des communes et des cantons environnants, soit bien propre à maintenir dans de bonnes conditions d'hygiène, celle qu'elle envahit ?

La question du salaire des ouvriers dans les villes manufacturières, a longtemps occupé les économistes. Beaucoup de bien a été fait; mais le dernier mot n'est pas encore dit. Pour mon compte, je crois que le salaire n'est pas suffisant. On me dira peut-être que s'il était augmenté, l'ouvrier se détournerait de ses travaux et songerait davantage à ses plaisirs. On a déjà répondu à cette objection qui n'est que spécieuse (1). Mais, en ce moment, je ne fais que de la médecine, et j'affirme que l'ouvrier, et surtout l'ouvrière, ont, par manque d'argent et par d'autres causes aussi, une alimentation insuffisante. Or, l'alimentation insuffisante est celle qui ne permet pas d'entretenir le corps dans un équilibre parfait entre les pertes physiques qu'il éprouve et la valeur alibile des substances qui doivent les réparer. De cette désharmonie entre les fonctions, que résulte-t-il ? M. Bouchardat et tous les médecins hygiénistes l'ont démontré jusqu'à la dernière évidence. Ses effets sont les maladies les plus graves parce qu'elles ont de la tendance à revêtir le caractère de la chronicité : ainsi l'atrophie musculaire, la tuberculisation pulmonaire, la scrofule, le rachitisme, etc.

Cependant si l'hygiène, c'est-à-dire l'art de conserver la santé, était bien entendue, peut-être obvierait-on à tous ces fâcheux inconvénients, mais les trois quarts des classes laborieuses ne se doutent pas seulement de ce qu'elle est en réalité. J'écrirai plus tard un petit livre à leur usage.

Mais l'alimentation insuffisante accompagne souvent la malpropreté. Les anciens sous ce rapport comprenaient mieux que nous ses dangers, et on sait que le mahométisme enjoint à ses sectateurs

_____

(1) Lisez notamment ce qu'en pense M. J. Simon, dans l'*Ouvrière*.

des ablutions nombreuses. Si dans un certain monde, la toilette des femmes est poussée jusqu'à l'abus, dans tel autre il y a beaucoup d'ombres au tableau. C'est encore une prédisposition à la maladie.

Enfin les logements insalubres et tout ce que la misère entraîne avec elle ne doivent-ils pas entrer en ligne de compte? Les caves de Lille, les chambres de Strasbourg où le soleil n'a jamais pénétré, les échopes de Saint-Jean, près d'Aubusson, etc., sont là pour nous apprendre ce que signifie le manque d'air et de lumière. La physiologie démontre qu'un adulte absorbe un tiers de litre d'air par inspiration, et il se fait en moyenne quinze à vingt inspirations par minutes. La dose est bien loin d'être toujours complète.

Ces principes étant établis et incontestables comme incontestés, quelle corrélation doit-on établir entre les affections constitutionnelles et la syphilis? Évidemment ces maladies sont distinctes; elles peuvent venir à la longue d'une seule, et même cause (ne serait-ce que l'hérédité), comme le typhus et la fièvre typhoïde, maladies non identiques, malgré les opinions de M de Claubry que la campagne de Crimée a complètement détruites. Survenant quelquefois à côté l'une de l'autre en quelque sorte, elles sont différentes et dans leur physionomie et dans leur traitement, mais il n'en est pas moins prouvé pour moi qu'elles ont des liens de parenté positifs qui font craindre à leur façon les dangers de certains mariages consanguins. Je m'explique. Un individu tuberculeux a-t-il plus de tendance qu'un autre à contracter, et surtout à entretenir la syphilis? Oui, parce qu'il est faible, car le faible, dit Hippocrate, est celui qui se rapproche le plus du malade. Faible, mais il est déjà malade, et alors peut-il suivre deux traitements rationnels à la fois? Donc sa diathèse première reçoit pour compagne une complication qui l'aggrave. Ensuite, les phthisiques sont généralement portés au coït, c'est presque dire au changement, et on sait ce que Chirac pense des changements de cette nature.

Par contre, le syphilisé est-il plus prédisposé qu'un autre à la tuberculisation? Oui, parce que les accidents tertiaires de la syphilis débilitent l'organisme, les fonctions ne s'exercent plus normalement, et si notre malade est atteint d'une bronchite intercurrente, par exemple, la seule présence d'un testicule tuberculeux ne détermine-t-elle pas des relations de cause à effet avec l'affection pulmonaire ? On sait bien ce qu'en pense M. Louis.

Je pourrais en dire autant, d'après ce raisonnement qui me paraît juste, du scorbut, du cancer, de la cachexie scrofuleuse, etc.

Maintenant que la théorie est bien comprise, maintenant qu'il existe pour nous dans la ville de Tonneins les affections citées plus haut, et maintenant surtout que j'affirme, de la manière la plus péremptoire que sur une moyenne de quarante malades que je vois par jour en ville et dans les environs, sans compter ceux que je ne visite pas, j'ai à peu près quinze vénériens en traitement et leur nombre s'accroît incessamment, quelle idée peut-on se former en présence de pareils faits qui révèlent une vérité aussi palpable ?

Je ferai remarquer d'abord que les hommes sont plus fréquemment atteints que les femmes, et ces hommes sont les jeunes gens célibataires ou mariés. Les premiers qui, d'ordinaire, commencent d'assez bonne heure sont traités secrètement en général, quelquefois dans leurs familles, les seconds, qui ont bien garde d'avouer à leurs femmes la faute qu'ils ont commise, sont presque tous, et cela se conçoit, soignés en consultation intime. Cependant la femme s'aperçoit que depuis quelque temps son mari est changé physiquement et moralement; alors il allègue des occupations, des affaires importantes, ou bien il simule une maladie pour dissimuler la véritable, et comme il craint qu'à la fin Junon ne soupçonne les infidélités de Jupiter, de deux choses l'une; ou il descend à l'humiliation d'un aveu (et Dieu sait quelles en sont les conséquences matrimoniales; ou, croyant être guéri plus ou moins, il suscite, pour montrer son innocence, des rapprochements dont les effets pathologiques ne sont pas autres que ceux de la transmission de la syphilis avec tous les degrés qu'elle comporte. Passe encore si la femme était seule infectée (et déjà c'est un si grand mal), mais si elle devient enceinte, que sera physiologiquement le produit de la conception, en supposant qu'il vive encore ? un vieillard dans l'enfance, à la face voltairienne, aux traits prématurément ridés, à l'épiderme exfolié, au pemphigus bulleux, à la tuberculose entéro-mésentérique menaçante, à l'allure souffrante et molle, à la croissance tardive, à l'intelligence obtuse et au cerveau ramolli, voilà le tableau. Et qu'on ne croie pas que j'en exagère les ombres : c'est du réalisme tout pur auquel M. Courbet n'aurait rien à envier.

Si les affections vénériennes que j'observe sont dues à la blennorrhagie, beaucoup sont le résultat du chancre, de la vérole proprement dite. Telle femme infectée a donné, à ma connaissance, la maladie à 22 hommes en cinq semaines, dont 9 sont mariés. J'ai dit plus haut les effets que tous ces désordres entraînent. Ah ! si je pouvais parler.....

La prostitution est une chose fatale, nécessaire, malheureusement. Elle a existé de tous temps; la rigoureuse délimitation en est impossible ou arbitraire, selon l'opinion de M. Jeannel (1), mais le fait est positif. Cicéron et saint Augustin, lui-même la considèrent comme une nécessité sociale. Parent-Duchâtelet, cité par M. Jeannel, dit que les prostituées sont aussi inévitables dans une agglomération d'hommes, que les égoûts, les voiries et les dépôts d'immondices. Du reste, une fonction sociale attribuée à la prostitution est de préserver les femmes honnêtes des poursuites auxquelles elles sont en butte. (Jeannel).

(1) Mémoire sur la Prostitution publique. Paris, 1862.

Or, il y a deux espèces de prostitution : celle qui est franche-
ment, légalement ouverte, et celle qui est clandestine, cachée,
celle enfin qui n'est pas directement sous la surveillance de la police. Laquelle est préférable, puisqu'enfin il en faut une ? Je
n'ai pas besoin de dire que c'est la première. C'est précisément
par défaut de réglementation que la seconde nous a complètement envahis, et qu'il est urgent d'éteindre le fléau. Depuis
quelque temps, je remarque chez les enfants des classes pauvres
un dépérissement non douteux. Si l'on voulait bien en connaître
la véritable cause, en interrogeant les parents, il ne serait pas
difficile de remonter à la source certaine. Outre cela, il est d'observation qu'au conseil de révision on est tous les ans obligé d'atteindre un chiffre plus élevé pour former le contingent voulu.
Je vais même plus loin, et je dis que si des modifications radicales ne sont pas introduites dans l'état actuel des choses, sur
100 hommes en moyenne qui subiront le sort dans 15 ans à Tonneins, vous n'en trouverez pas 40 propres à porter le sac. On verra
si je me trompe.

J'ai dit modifications radicales, car jusqu'à présent, malgré la
meilleure volonté, le traitement n'a été que palliatif. Voici en
deux mots comment les choses se passent : Le commissaire de
police arrête une fille suspecte et qu'on lui a dit être malade. Je
l'examine, et en effet elle l'est. Comme dans notre hôpital, il n'y
a pas de salles affectées aux vénériens, on dirige les malades sur
une ville voisine qui doit naturellement s'en soucier fort peu,
parce qu'en définitive elle n'est pas obligée de recevoir ce dont
nous ne voulons pas. Ou bien, on renvoie les femmes dans leur
pays où elles ne restent que quelques jours, et c'est à recommencer.

Si donc il est prouvé par les faits, jusqu'à la dernière évidence,
qu'un changement complet doit être effectué, quel est ce changement, en quoi consiste-t-il ? Eh ! mon Dieu, l'exécution en est
très simple; il faut faire ici ce qu'on fait ailleurs. Voilà tout le
mystère.

Mais je commence à dire que les termes moyens ne doivent pas entrer en ligne de compte. Si je signale le mal, qu'on ne s'imagine pas le guérir en le palliant. Du reste, les demi-mesures n'ont jamais abouti qu'à des échecs complets, et si ce que je propose dans l'intérêt de mon pays n'est pas exécuté, le temps nous apprendra si la logique des choses ne l'emporte pas toujours sur l'inconséquence des hommes. J'en réponds. Il ne s'agit pas ici de mesquines roueries et d'intrigues décousues; il faut dire les choses telles qu'elles sont. J'ai fréquenté à dessein les établissements publics pour causer avec des jeunes gens à cet égard, et j'ai résumé aujourd'hui leur conversation. Je sais bien qu'au premier abord, ma proposition va paraître immorale, indécente, émanant d'un jugement faux et d'une imagination exaltée. Eh bien ! Voici ce que réponds. Vous admettez la fatale nécessité de la prostitution, n'est-ce pas ? Eh bien ! laquelle aimez-vous mieux ? Celle qui est ouverte ou celle qui est clandestine ! Pour mon compte, j'opte pour la première, je veux dire par là que je suis de l'avis de tous les honnêtes gens. —

Mes conclusions alors ne seront pas choquantes, je l'espère du moins, mais il est tant d'hommes qui vivent au milieu de leurs petites querelles de clocher, dans leurs mesquineries quasi-officielles, leur horizon étroit, sans révélation aucune du prophétique lendemain....

Lors donc que vous n'aurez pas à Tonneins une ou deux maisons de tolérance (voilà le grand mot lâché), dont les femmes seront dès le principe régulièrement visitées deux fois par semaine, jamais, jamais de la vie vous n'améliorerez la position. *Experto crede.*

On m'objectait que si les femmes sont malades, l'hôpital ne peut ni ne doit les recevoir. Mais quels sont les lois et les règlements qui ne sont pas modifiables ? Et après tout, pourquoi ne ferait-on pas comme à Bordeaux, sans aller plus loin, ne créerait-on pas une salle spéciale dans une maison particulière ? Il me paraît que la difficulté n'est pas bien grande.

Et cependant je dis en terminant que s'il faut que· le mal se guérisse par le mal, s'il faut, en bien des cas, faire la part du feu, si, au premier abord, les consciences timorées se laissent affaiblir par des idées qui les dominent de toute la hauteur du simple et éternel bon sens, j'avouerai avec toute la franchise dont je suis capable que les tempêtes ne durent pas toujours.....
Car j'ai vu les flots bleus de l'Océan s'élever en montagnes inexpugnables, mais bientôt les barques des pêcheurs déployaient leurs blanches voiles latines sur ces flots apaisés.

Paris, Imp. Moquet, rue des-Fossés-St-Jacques. 11.

D